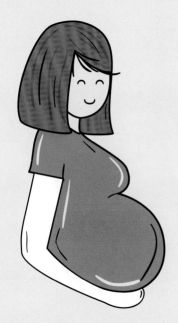

怀孕分娩健身操
生出健康好宝宝

主编　夏华安　韦淑微

SPM 南方出版传媒

广东科技出版社｜全国优秀出版社

·广　州·

图书在版编目（CIP）数据

怀孕分娩健身操　生出健康好宝宝 / 夏华安，韦淑微主编 . —广州：广东科技出版社 , 2019.7

ISBN 978-7-5359-7159-3

Ⅰ . ①怀… 　Ⅱ . ①夏… ②韦… 　Ⅲ . ①孕妇—保健操 　Ⅳ . ① R715.3

中国版本图书馆 CIP 数据核字（2019）第 139016 号

怀孕分娩健身操　生出健康好宝宝

Huaiyun Fenmian Jianshencao　Shengchu Jiankang Haobaobao

出 版 人：朱文清

责任编辑：黎青青

责任校对：梁小帆

责任印制：彭海波

出版发行：广东科技出版社

　　　　　（广州市环市东路水荫路 11 号　邮政编码：510075）

http://www.gdstp.com.cn

E-mail：gdkjyxb@gdstp.com.cn（营销）

E-mail：gdkjzbb@gdstp.com.cn（编务室）

经　　销：广东新华发行集团股份有限公司

排　　版：创溢文化

印　　刷：广州一龙印刷有限公司

　　　　　（广州市增城区荔新九路 43 号 1 栋自编 101 房　邮政编码：511340）

规　　格：889mm×1 194mm　1/16　印张 6.5　字数 130 千

版　　次：2019 年 7 月第 1 版

　　　　　2019 年 7 月第 1 次印刷

定　　价：88.00 元

如发现因印装质量问题影响阅读，请与承印厂联系调换。

编委会
Editorial board

主　编：夏华安　韦淑微

副主编：付婷婷　江紫妍　吴莹莹

编　委：钟演珠　邓亚东　胡　静

　　　　陈晓静　薛雨霄　王晓玲

　　　　张湘贤

前 言
Preface

　　自古以来，自然分娩对身体健康、足月妊娠、产检正常的育龄、适龄妇女来说，应该是瓜熟蒂落、水到渠成、最自然的事情，每位妈妈都应该相信自己有能力用最健康、最自然的方式生下聪明健康的宝宝。

　　随着人们生活水平提高，饮食结构转变和核心家庭对孕妇的过度关注，使得孕期营养加强，运动量减少，孕期体重增长过快，导致孕妇肥胖和超重的现象越来越普遍。于是妊娠期并发症、巨大儿的发生率也随之上升，剖宫产率居高不下[1]，而按照世界卫生组织（WHO）的推荐意见，剖宫产率应该控制在10%~15%[2]。据世界卫生组织对9个国家的前瞻性调查中显示，我国剖宫产率居全球首位[3]。大量的调查研究均显示，虽然剖宫产能有效减轻分娩疼痛，但其毕竟与人类的正常生理过程不符，增加医疗保健资源的消耗，尤其容易出现盆腔粘连、产妇泌乳时间延迟等近、远期并发症，影响母婴的身体健康[4]。

妊娠期运动作为不良妊娠结局的可控因素，受到越来越多国家和地区公共卫生学科、优生优育学科、运动医学、人口学及饮食与营养学科学者关注，并成为交叉学科研究的热点之一。受"安胎"等错误的传统观念和出于对胎儿安危的考虑，绝大多数孕妇在妊娠期倾向于减少甚至停止运动，亦有研究显示产科医生和孕妇对孕期运动具体方案缺乏正确认识，只有文化程度较高的妇女才会在孕期坚持有规律的散步运动[5-6]，但仍形式单一。2011年，国家卫生和计划生育委员会颁布《孕产期保健工作规范》，提倡孕期适量运动。多数国内调查研究显示我国孕妇运动情况不容乐观[7-8]。2011年Gaston等进行的一项Meta分析结果提示近一半的妊娠妇女并没有按指南要求达到足够的运动量，目前我国孕妇运动量不及新加坡的1/2、美国的1/3[9]。对北京277名孕妇体育活动状况调查发现，37%的孕妇在孕期不参加体育活动，44%的孕妇在孕后活动量大大减少，甚至不活动[10]。

近年来，多项研究表明，孕妇适当运动对孕妇本身及胎儿发育均具有良好作用[11-13]，运动可改善孕妇的尿失禁，促进消化，控制体重增长，增加腹肌力量，缓解疼痛，降低妊娠不良结局的发生率等。运动促进血液循环，有助于改善孕妇心肺功能和外周水肿，同时对便秘、腹胀、疲劳、失眠等妊娠期常见不适也有帮助。

孕中期进行低至中强度的肌肉力量训练可以减轻孕妇乏力和疲劳感，使孕妇精力更充沛。此外，孕期运动能有效改善孕期焦虑状态，同时也能使胎儿获益。研究表明，孕妇适量运动在一定程度上能纠正胎方位，刺激胎儿的新陈代谢与各器官发育，降低巨大儿分娩率，增加正常体重儿分娩率[14-17]。另外，有研究表明，孕期运动对提高子代的认知能力、学习记忆能力有帮助[18]。

20世纪80年代，欧美许多国家开始关注妊娠期运动的必要性和安全性，相关研究逐渐开展。2002年，美国妇产科学会（American College of Obstetricians and Gynecologists, ACOG）对妊娠期运动发布指导性意见（exercise during pregnancy and the postpartum period）[5]，肯定运动改善孕期身心健康的作用，对妊娠期运动的适应证、禁忌证和注意事项做出指引。在国外，妊娠期运动已得到科学、合理的开展与推广，而我国尚处于起步阶段，很多妊娠期妇女都不知如何进行运动，选择何种运动。因此，我们根据运动的节律和强度制定了3套围生期运动，帮助准妈妈们循序渐进地进行孕期运动，锻炼肌力，增强体能和耐力，积极乐观地应对分娩，享受"快乐妊娠，安全分娩"。

孕期运动不同于普通的体育锻炼，需要遵循安全、适度的基本原则。如果不能掌握相关的安全原则，不仅达不到运动锻炼的预期目标，还有可能给准妈妈和腹中的宝宝带来伤害。所以，准妈妈进行运动之前，必须仔细学习以下安全原则。

1. 2002 年美国妇产科学会（ACOG）的指南明确了妊娠期运动的绝对禁忌证和相对禁忌证（表1）。ACOG 的指南中还指出当出现阴道出血、运动前呼吸困难、眩晕、头痛、胸痛、肌肉无力、小腿后侧疼痛肿胀（需排除血栓性静脉炎）、早产、胎动消失、胎膜早破情况时应停止运动。进行分娩操运动的同时，需严密观察孕妇的宫缩情况。

表1　ACOG妊娠期运动禁忌证

绝对禁忌证	相对禁忌证
显著血流动力学变化的心脏疾病	重度贫血
限制性肺疾病	未经评估的心律失常
宫颈机能不全/宫颈环扎术后	慢性支气管炎
多胎妊娠有早产风险	血糖控制较差的1型糖尿病
持续妊娠中晚期阴道出血	病态肥胖〔体质量指数（BMI）>33 kg/m²〕
妊娠26周后的前置胎盘	超低体质量（BMI<12 kg/m²）
本次妊娠有早产风险	以坐躺为主，极少站立行走的生活方式
胎膜早破	本次妊娠胎儿生长受限
子痫前期/妊娠期高血压疾病	控制较差的高血压
	整形造成的活动受限
	控制较差的癫痫患者
	控制较差的甲状腺功能亢进患者

　　2. 以心率来确定运动强度。最简便易行的方法是用说话测试。如果发现在锻炼过程中不能正常说话，则说明此时心率过快、活动过量了。如在运动结束后，休息5~10分钟，可恢复到运动前的心率即表示能承受此运动强度。有氧运动以每次20~40分钟的时长为宜。低强度的活动（如散步）以小于60分钟为宜。由于每个人的运动基础不一样，所以，运动时间仅作为参考。建议孕妇在运动时每隔15分钟休息1次[19]。

　　3. 注意保持运动量的适度。如果准妈妈在怀孕前有保持锻炼的习惯，只要对自己原来的锻炼强度稍做调整即可，原则是不要太累，继续做安全、适合自己的项目。孕期运动须在运动前向医生咨询，同时要了解自己的产检状况，选择适合自己的运动。运动要坚持，有规律的锻炼才更为有效（每周3~5次）[19]。避免进行有可能令自己失去平衡的练习或运动，如骑马、滑滑板、在山地骑自行车等。即使准妈妈在平时能将这些运动都做得很好，也要牢记怀孕时的激素改变使骨盆连接处和韧带更为松弛，导致准妈妈更易扭伤和跌倒。如果天气酷热、潮湿或生病时应停止锻炼。另外，在海拔高的地方运动（超过6 000米）会让胎宝宝无法获得足够的氧气，也应该尽量避免。怀孕早期（3个月之内）是胚胎植入宫腔及胚胎发育的关键期，此时不宜做过多的运动，散步就可以满足运动的需要。如果准妈妈有心脏系统疾病、妊娠期高血压综合征、泌尿系统疾病，或曾有过流产史、保胎史、产科并发症（先兆早产、前置胎盘），或怀有双胎、多胎等，都不适宜做过多或者过大幅度的孕期运动。怀孕后期的运动更要注意安全，不要尝试较为剧烈的运动，避免任何有损伤腹部危险的运动，以防止早产等情况发生。

4. 注意运动姿势的安全。站立时，保持直立，保持膝盖的柔软，同时不要过度后倾，颈部伸直，收缩下巴，保持正常的呼吸。做弯曲膝盖运动时，要确保膝盖在脚趾的正上方，不要偏移，避免使膝盖和脚踝的韧带受伤。做躯体平躺运动时，腿部要放松，腰背部要平坦放于地面。大孕周的准妈妈平躺时间不宜过久，起身时先侧躺片刻，再缓慢起身，避免因体位改变过快而引起眩晕、体位性休克。个别准妈妈到孕末期可能会出现坐骨神经和骶尾关节的压迫症状，一定要量力而行，不要因为践行理论而强迫运动，要评估好自身情况，避免症状加重。头部与颈部运动时，要维持运动的缓慢与平顺，以免拉伤颈部。

5. 注意保持运动时适宜的室温。运动过程中，室内温度需调整至适宜，避免出汗过多，水分流失过快，运动后及时补充水分。

妊娠和分娩不是疾病，孕妇也并非患者，分娩只是一种顺应自然的生理现象。尽管分娩时会伴随剧烈的疼痛，但这种疼痛是一种正常现象。对于初次怀孕的准妈妈们而言，孕期体内发生的变化、产程中的经历会给她们的身体和心理带来巨大的改变。准妈妈需要对妊娠和分娩相关的基本知识有一定了解，并通过正确的生活方式迎接分娩的到来。

为了保证孕妇孕期运动的正确性与安全性，本书中的3套围生期运动需在专业人士的评估指导下进行！

特别提示：

1. 本书中所涉及的运动必须在专业人士指导下配合使用。

2. 怀孕前4个月不要做任何剧烈运动，也不要做向上拉伸的动作，更不要做后弯类及腹部着地类的动作。

3. 任何动作都应以孕妈妈的个人需求和舒适度为准，如有不适症状，请及时停止运动，且就医检查。

目 录
Contents

PART 1　　　　孕妇瑜伽

半蹲伸展式 / 04

一伸式 / 05

敬礼式 / 06

静坐 / 07

腹式呼吸 / 08

肩部锻炼 / 09

背部锻炼 / 11

束角式 / 14

拉伸 / 16

活动脚踝 / 17

按摩骨盆 / 18

打开骨盆及双腿韧带 / 19

臀部拉伸 / 20

猫式 / 21

猫式摇摆 / 22

蛙式 / 23

冥想 / 24

PART 2　分娩球运动

一、热身运动 / 32

头部运动 / 32

胸部运动 / 34

肩部运动 / 35

腰部运动 / 36

臀部、腿部运动 / 37

原地踏步 / 39

二、分娩球运动 / 40

全身运动 / 40

腰部、背部、臀部运动 / 43

腿部运动 / 54

拉伸放松 / 57

PART 3　动感分娩操

一、热身运动 / 65

头部运动 / 65

肩部运动 / 68

髋关节运动 / 70

膝关节运动 / 72

二、分娩操运动 / 73

上肢运动 / 73

伸展运动 / 75

骨盆运动 / 77

腿部运动 / 80

膝关节运动 / 81

全身运动 / 82

三、拉伸运动 / 85

手臂拉伸 / 85

下肢拉伸 / 86

背部拉伸及按摩 / 87

参考文献 / 89

PART 1

孕妇瑜伽

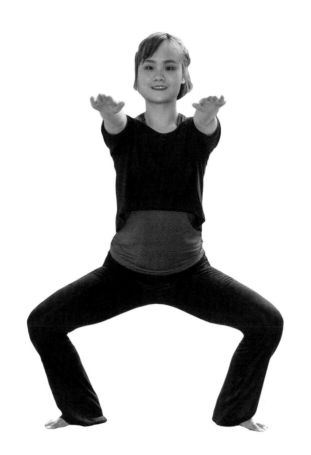

瑜伽（Yoga）是一个通过提升意识，帮助人类充分发挥潜能的体系。瑜伽姿势运用古老而易于掌握的技巧，帮助人们改善生理、心理、情感和精神方面的能力，是一种达到身体、心灵与精神和谐统一的运动方式。孕妇瑜伽是一类为孕妇量身定制的瑜伽，比普通的瑜伽更舒适，动作也相对简单。

孕期练习瑜伽可以增强自身的体力和肌肉张力，增强身体平衡感，强健和伸展在分娩时会用到的肌肉和关节。同时有助于缓解紧张的情绪和孕期带来的腰酸背痛等问题，并减轻分娩时的疼痛。练习瑜伽还可以刺激控制激素分泌的腺体，加速血液循环，还能够很好地控制呼吸。

孕期练习瑜伽要遵循安全指南，在专业人士的指导下练习，以保证安全，并用心感受身体对姿势练习的反应，但是任何运动都应以孕妇个人的需要和舒适度为准。需要注意的是，瑜伽并不是使怀孕和分娩更为安全顺利的唯一方式，但瑜伽可以让这个过程变得轻松简单，并有助于孕妇在产前保持平和的心态。此套孕妇瑜伽属于初级，适合于零运动基础的孕妇练习，运动时长可根据自身情况循序渐进[20]。

● 好处

1. 有助于调节骨盆。
2. 增加心肺功能。
3. 配合呼吸，放松肌肉。
4. 缓解精神压力。
5. 帮助分娩。
6. 保持体形，改善浮肿。

● **注意事项**

1. 以下动作不宜进行：

①后弯类动作。这一类动作会让背部的压力变大。

②腹部着地的动作。这一类动作会给孕妇的腹部带来更大的负担，应该避免。

③深度扭转类、倒立类的动作。

2. 孕妇练习瑜伽要做到适度锻炼，必须确定适度锻炼的量化标准。应该考虑锻炼的次数、强度、时间和类型。

3. 请在专业人士指导下进行。

● **禁忌证**

1. 母亲因素：高血压、癫痫、心脏病、限制性肺疾病等。

2. 妊娠并发症：前置胎盘、胎盘早剥、多胎妊娠、早产、不稳定胎位（臀位、横位等）、妊娠中晚期持续阴道出血。

3. 胎儿因素：胎心异常、羊水Ⅲ°浑浊。

4. 药物因素：使用哌替啶4小时内。

5. 无痛分娩（采用椎管内麻醉）者。

运动前请穿宽松运动服和防滑鞋、袜。特殊情况者，请专业人士评估后再进行相关运动。

直立准备动作，轻轻吸气，呼气时下蹲，手臂向前伸直，掌心向下，保持肩膀与手臂平行，吸气时站起。

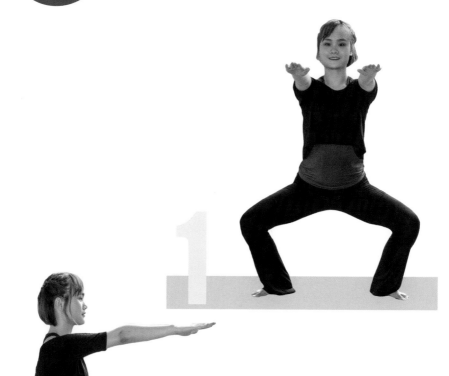

这个体式可以提高孕妇盆底肌力量，防止孕妇背部及盆骨疼痛，为分娩做准备。

一伸式

双脚打开约1米距离，脚尖朝外，吸气下蹲，两手侧举打开。呼气，屈膝下蹲，两手曲肘，掌心朝前。吸气，收回。

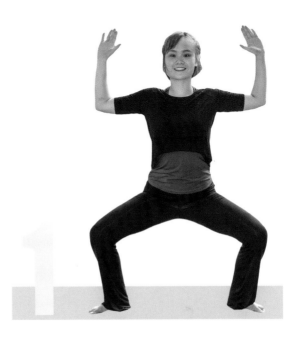

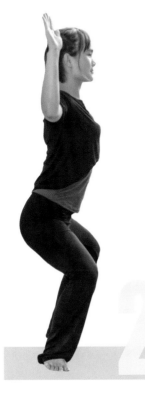

这个体式可以帮助孕妇打开髋部和胸部，增强下半身的力量和韧性。

双手合十，呼气下蹲，肘关节抵住膝盖内侧。注意不要挤压腹部，可以在此姿势时保持1~2次呼吸后吸气站起。

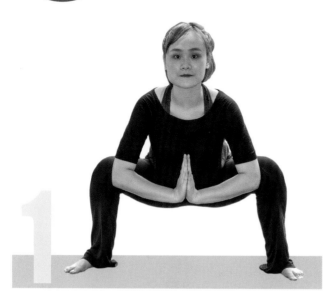

这个体式可以缓解颈椎病症状，同时打开髋关节，增强胯部柔韧性，让顺产更容易。

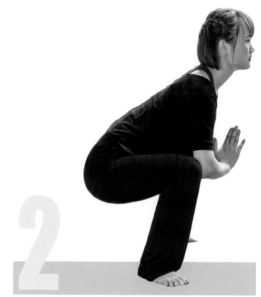

静坐

坐在瑜伽垫上，双小腿向前交叉，尽量让小腿中段交叉，脚踝在膝盖的下方，手自然地搭在膝盖上。臀部左右轻轻移动，达到让两侧的坐骨向两边打开的目的。调整好姿势后尽量挺胸直立，闭上眼睛，自然地呼吸。静坐15~30秒。

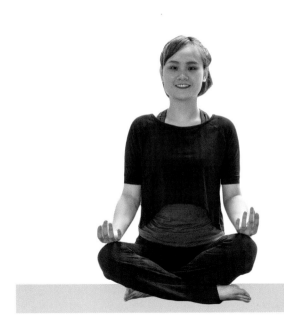

腹式呼吸

背部挺直，右手放在胸前，左手放在肚脐处。吸气时，最大限度地向外扩展腹部，胸部保持不动（吸气时脊柱拉长，把宝宝轻轻向前推送）。呼气时，最大限度地向内收缩腹部，感受到腹肌的收紧，胸部保持不动。

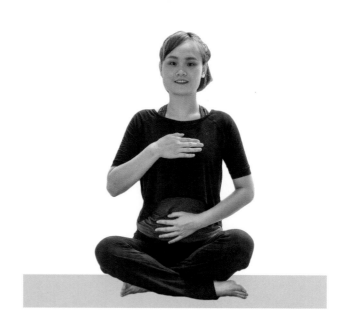

深长的腹式呼吸既能吸进更多的氧气，增加体内的氧含量，又能有效地缓解孕期压力，增加与宝宝的沟通。

肩部锻炼

　　背部挺直，感受头颈部向上伸展，微收下颌，自然呼吸，双手自然地放在膝盖上。吸气时，双肩向后打开，双手向上缓慢抬高举过头，同时抬头向上看。呼气时，双手外旋掌心向下，手臂缓慢放下。

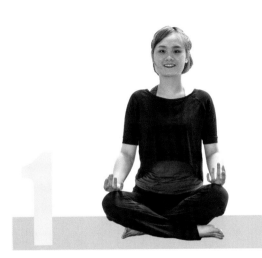

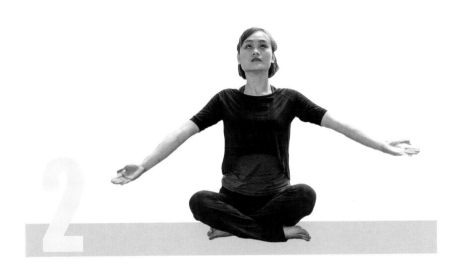

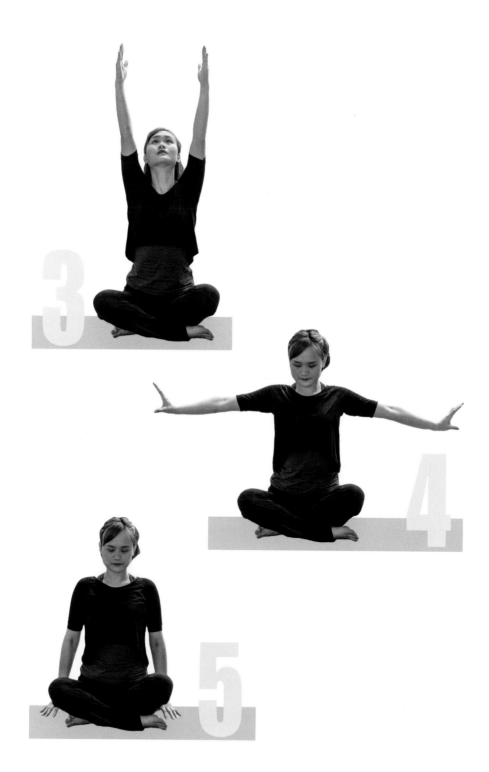

背部锻炼

背部挺直，吸气时，双肩向后打开，双手向上抬高举过头，同时抬头向上看。呼气时，双手合十落回胸前，十指交叉向前推送。再次吸气，双手保持十指交叉，伸直双臂上抬；呼气时，双手外旋，掌心朝下，手臂放下，同时低头回正头部，眼睛稍往下看。

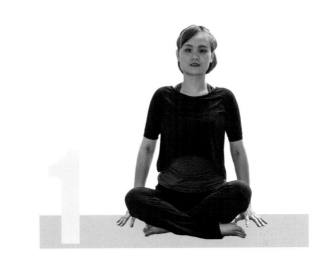

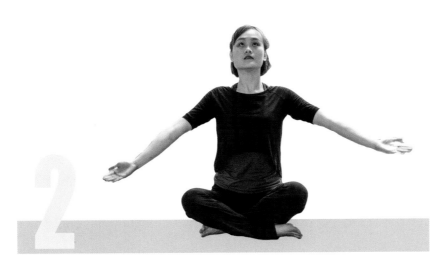

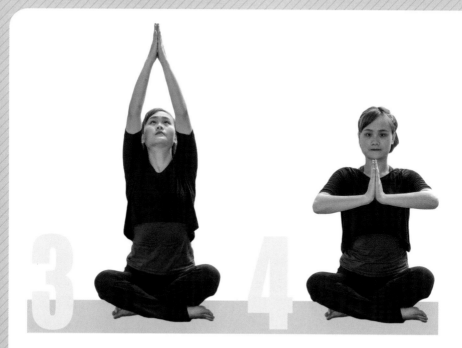

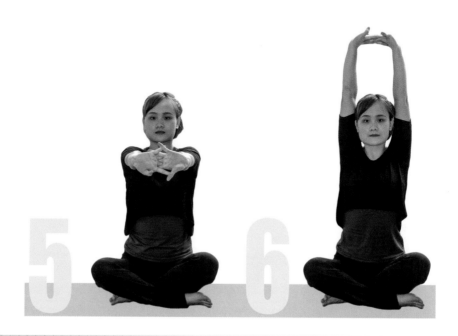

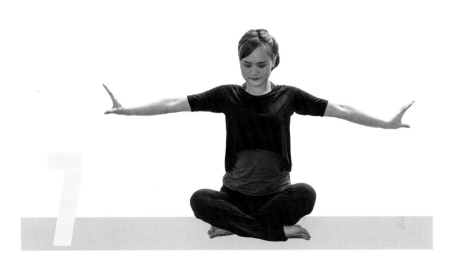

7

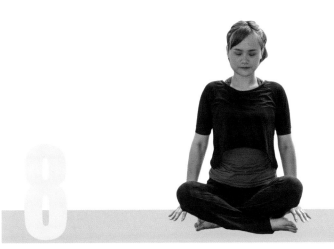

8

束角式

　　轻轻活动双肩，左腿弯曲，脚跟靠近大腿根，膝盖下沉，右腿向前、向右伸直打开，挺直脊柱，双眼注视前方，保持呼吸。吸气，上举左手，尽量让身体向右侧弯曲，避免含胸和向前弯曲身体。呼气，还原身体。再次吸气，重复上述动作，同方向做4次后更换方向。

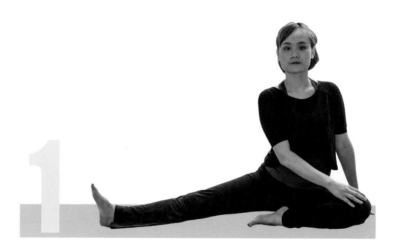

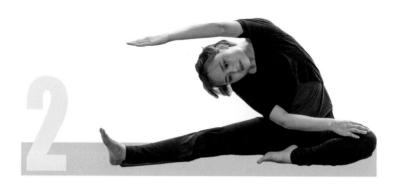

这个体式可以拉伸大腿内侧及腰部两侧的韧带。

　　坐在瑜伽垫上，两个小腿向前交叉，尽量让小腿中段交叉，脚踝在膝盖的下方，背部挺直。吸气时身体带动宝宝弯向一侧，同时同侧的手肘撑地，两手臂形成环形姿势；呼气回正后，身体再次带动宝宝扭转向对侧。换方向，重复上述动作。

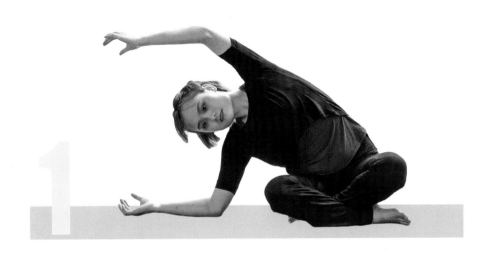

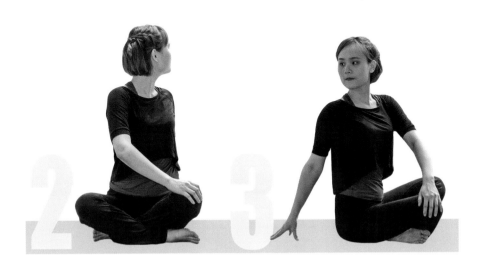

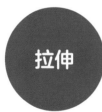

拉伸

左膝跪地，右腿向右伸直打开，右脚掌尽量全部贴地，双手平举与肩齐高。

吸气时，身体带动左臂弯向左侧，同时左手掌撑地，右手向左上方伸直，尽量使右手、右侧腰部、右腿呈一条直线，眼睛看向右手方向；呼气时回正身体，保持左膝跪地、右腿伸直、双手平举的姿势。再次吸气重复上述侧弯动作。换方向，重复上述动作。

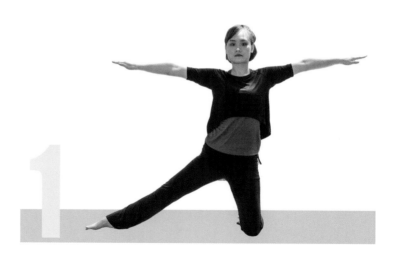

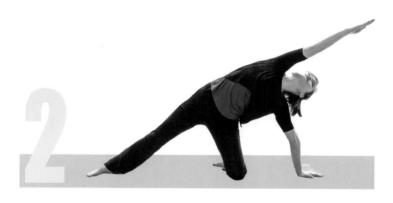

活动脚踝

双肩下沉，双手后撑，双腿打开（肚子越大，打开得越大），背部挺直。吸气时，勾脚尖（脚尖勾向身体），呼气时拱脚背（脚尖点地）。

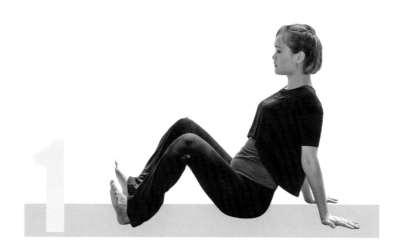

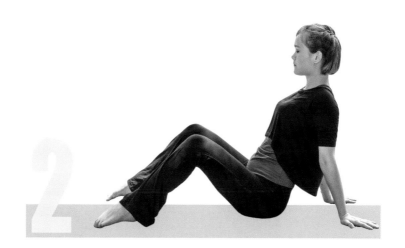

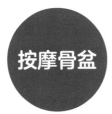

按摩骨盆

双肩下沉，双手后撑，双腿打开，背部挺直。吸气时，挺直胸膛，头微微上抬，呼气时，双腿带着宝宝倒向右侧；吸气，回正挺直胸膛；呼气，双腿带动宝宝倒向左侧，吸气，回正身体。

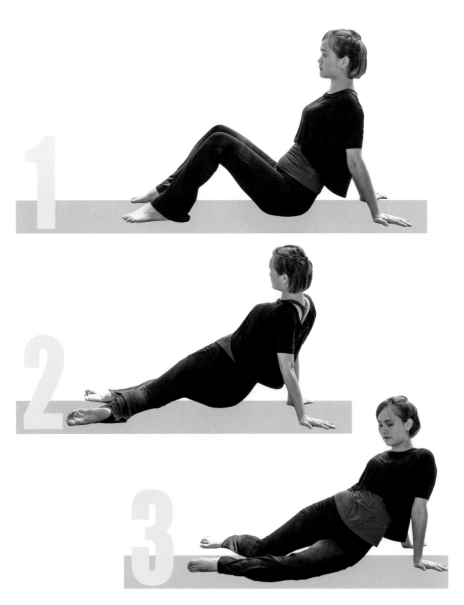

打开骨盆及双腿韧带

双肩下沉，双手后撑，双腿打开（肚子越大，打开得越大），背部挺直，脚掌贴紧地面。吸气，身体回到正中；呼气时，尽可能地打开双腿，使膝盖尽量贴近地面。

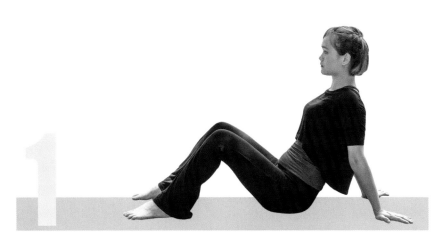

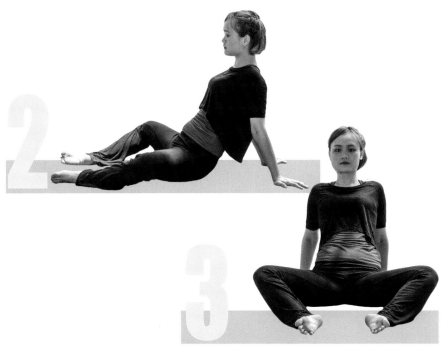

臀部拉伸

双手撑地，左腿弯曲，靠近大腿根，膝盖下沉，右腿向后尽可能地伸直贴近地面，臀部靠近地面。吸气时，右腿用力贴近地面，头上抬。呼气时，放松右腿，头复原，微收下颌，重复上述动作4次。换右腿弯曲，同样动作重复4次。

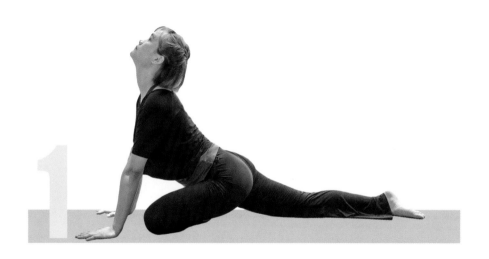

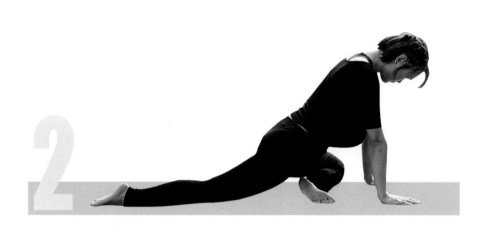

猫式

双膝打开与骨盆同宽，双手五指打开与掌心共同撑地，肘部内收，不可向前推。吸气时，挺直胸，抬头，翘臀，打开坐骨，拉长腹部，腰向前推，挺胸腔，抬头往上看。呼气时，卷起颈椎、胸椎、腰椎，低头看向宝宝。

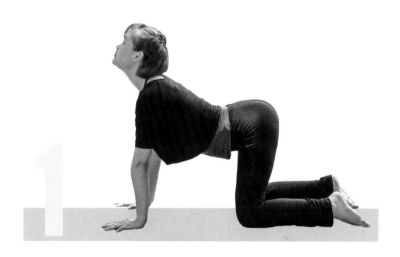

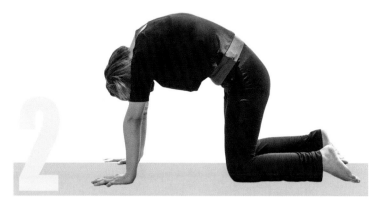

背部的上拱和下凹有助于保持脊柱的弹性，温和地强健背部和腹部的肌肉。

吸气，放平背腰部；呼气，右臀找右肩，眼睛看后方。吸气回正，呼气，左臀找左肩，眼睛看后方。

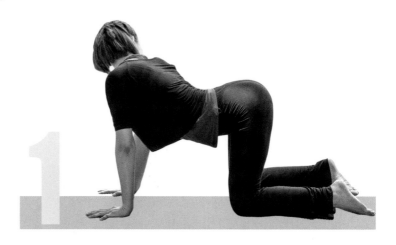

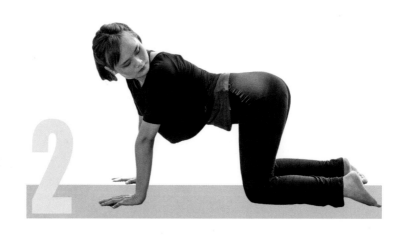

这个体式能缓解孕期下背部酸痛和耻骨疼痛。

蛙式

双膝顺势下跪，打开双腿，双手自然向前伸直贴地，尽量向远处延伸，放松肩部，轻微下沉双肩，感受到肩背部肌肉的拉伸感，头自然放松靠在瑜伽垫上，保持自然平和的呼吸，伸展臀部、背部、大腿肌肉。

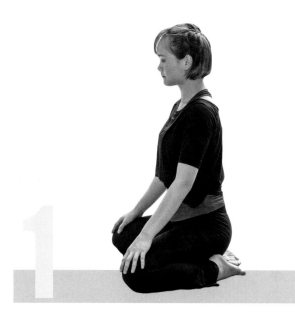

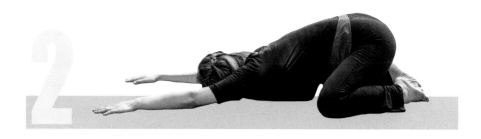

冥想

双手胸前合十，用力搓热掌心，放在眼睛上，温暖眼睛，净化心灵。再次搓热掌心，放在肚子上，温暖宝宝，带给他安全感。

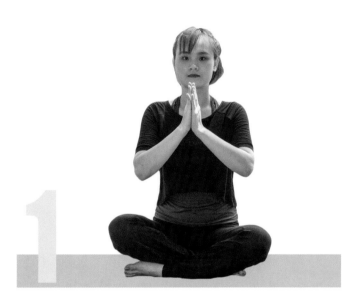

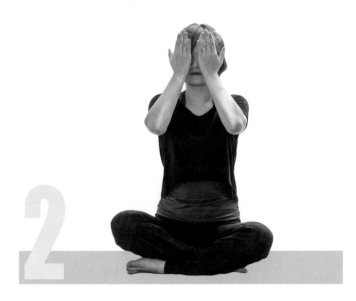

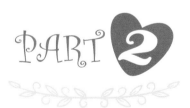

分娩球运动

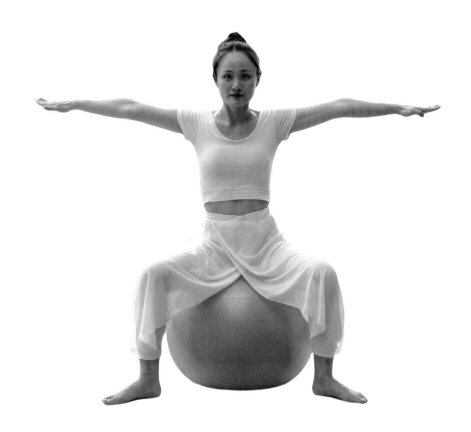

分娩球最早称为"瑞士球"，又称理疗球。它是一个直径45~85厘米的弹性橡胶球。该方式最早用于新生儿和婴儿的治疗项目，后来用于运动训练。

分娩球在孕期和分娩期都可以使用，是孕产妇练习较多的一项运动。此套分娩球运动较孕妇瑜伽，在运动强度上稍有增加。

孕期练习分娩球运动能够改善孕妇的心肺功能，增强腰部、背部和腹部的肌肉力量，缓解骶尾部疼痛。强韧的腹肌能够给子宫和胎儿提供重要的支撑，腹肌会在怀孕时由于孕产妇不断地锻炼而更容易伸长，而这种变化又会在分娩结束后使腹肌和盆腔内容物迅速恢复到怀孕前的强度，协助体形的恢复。在一定程度上也能够减轻或预防胎儿的体重压迫产妇脊柱而导致的背痛，缓解孕期久坐导致的骶尾部疼痛。分娩期使用分娩球有助于产程中胎头下降，促使胎头进入骨盆。产妇直立坐在球上，通过运动帮助胎儿更好地进行内旋转，同时也可以使产妇感到更舒适。产妇坐在球上，把上臂放在床尾、桌上或其他稳定的可以提供支撑的物体表面，在宫缩的时候，轻轻地在分娩球上进行运动，不仅能够使孕产妇感到更加舒适，还能有助于自然分娩。同时，分娩球运动还可以放松骨盆关节韧带，扩大骨盆各条径线，促进胎儿头部下降，纠正异常胎方位，使孕产妇在第二产程时更好地发力，加快产程进展[21]。分娩期此运动配合其他物理减痛工具同时使用时，减痛效果更佳。

● 优点

1. 怀孕期间，孕妇在生理上会有一定的改变，这些改变会影响她们的平衡、协调能力和体形。而使用分娩球可以提高孕产妇的身体平衡和协调能力，改善孕产妇的身体形态。

2. 分娩球在一定程度上能够改善孕妇的心肺功能、肌肉力量和柔韧性。在运动的同时，增加一些特殊肌肉组织的柔韧性（受怀孕体形改变所影响的组织，比如说背部下方和跟腱等）则是分娩球独特的健身益处。

3. 分娩球可以使锻炼过程充满乐趣，增加娱乐的元素，且可以由使用者自行掌控运动节奏和方向，从而缓解压力和紧张。

4. 分娩球相比椅子和沙发更舒适，并且更易站起和坐下。

5. 分娩球可以刺激脊柱附近起支撑作用的深层肌肉，使其保持韧性，从而保护背部。

6. 有临床观察表明，怀孕早期使用分娩球进行运动可以降低孕晚期背部疼痛的发生率，增加腹肌的柔韧性，使用分娩球进行运动可以避免其他锻炼方式产生的骨盆底的压迫感，还能增加稳定性。

7. 使用分娩球进行孕期运动可以减少孕产妇背部疾病的发生，例如孕期蹒跚步。

● **注意事项**

1. 推荐使用"防爆"球，这种分娩球如果被刺破，球内的压力也不会突然下降。

2. 检查缓慢放气系统。如需放气，则应使用撬塞器放气。

3. 如有破损，勿尝试修补，请更换另一个分娩球。

4. 勿将分娩球暴露在温度极端的环境中。

5. 注意所选择的分娩球可承受的重量。

6. 移走周围危险的物件，在较为空旷的地方使用分娩球进行运动，避免周围物体的阻挡。

7. 使用前检查球的表面，须完整、无潮湿。

8. 穿着宽松、合适的衣物。

9. 使用防滑软垫、瑜伽垫时，不要在粗糙表面上使用。

10. 上下分娩球须加倍小心，避免踮脚练习，需从球的正面坐在球上，不要从后方跨坐。

11. 使用前进行5分钟的热身运动。

12. 每次锻炼的时候保持呼吸的均匀、通畅。

13. 如果运动时出现任何疼痛或不适，要立即停止。

14. 孕产妇首次使用分娩球时必须在专业人士指导下进行，熟练掌握后建议在家人陪护下使用分娩球。

15. 避免长时间站立，必要时可以休息。

16. 每运动一段时间后即时补充水分，少量多次饮水。

17. 配合呼吸，放松身体。

● 禁忌证

1. 母亲因素：宫颈机能不全、宫颈环扎术后、妊娠期高血压疾病、癫痫、心脏病、限制性肺疾病、病态肥胖、超低体质量等。

2. 妊娠并发症：前置胎盘、胎盘早剥、多胎妊娠、早产、不稳定胎位（臀位、横位等）、重度贫血、妊娠中晚期持续阴道出血。

3. 胎儿因素：胎心异常、羊水Ⅲ°浑浊。

4. 药物因素：使用派替啶4小时内。

5. 无痛分娩（采用椎管内麻醉）者。

运动前请穿宽松运动服和防滑鞋、袜。特殊情况者，请专业人士评估后再进行相关运动。

● 分娩球的选择

分娩球柔软舒适，适合孕期运动或分娩时减痛使用。分娩球的安全使用依赖于球的型号及球的充盈程度。分娩球有不同的型号，通常根据身高来选择适合自己的分娩球。分娩球有小、中、大3种型号，以165厘米的身高为例，60厘米的分娩球最合适，而如果是身高155厘米的孕妇，45厘米的分娩球最合适。

● **身高适配尺寸**

身高/厘米	尺寸/厘米
140~152	45
153~162	55
163~167	60
168~173	65
>173	75

以上尺寸仅供参考，体重的差异有可能影响选球的尺寸。

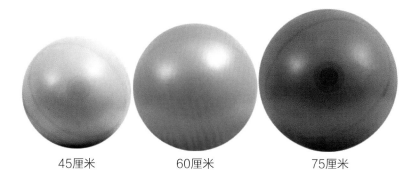

45厘米　　　　60厘米　　　　75厘米

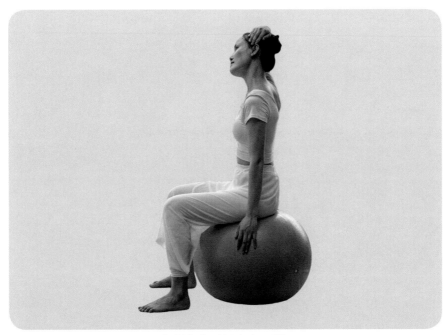

安全选球，达到4个90°角

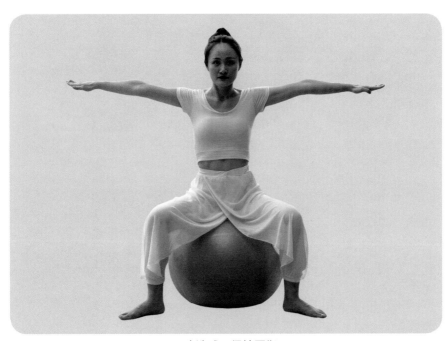

正确选球，保持平衡

除了球的尺寸，球的充盈程度也对安全有一定的影响，所以最好能保持4个90°角：当我们坐在分娩球上时，双脚自然分开，与肩同宽，眼睛平视前方。上半身与大腿、大腿与大腿、大腿与小腿、小腿与地面均呈90°角。此外，我们还要确保分娩球没有破损、漏气。这样是最合适自己运动的分娩球，同时也比较安全。

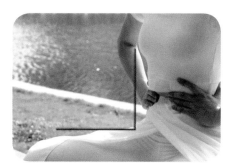

上半身与大腿呈90°角

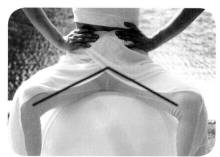

大腿与大腿呈90°角

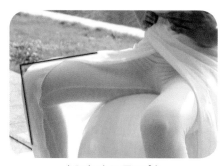

大腿与小腿呈90°角

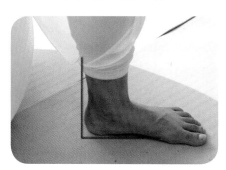

小腿与地面呈90°角

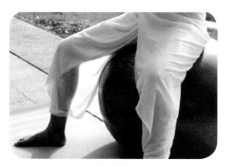

球太大

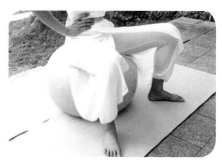

球太小

一、热身运动

调整呼吸，放松肩膀，开始热身运动。

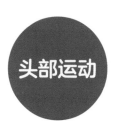

双脚自然分开，与肩同宽，双手叉腰，背部挺直，收住核心，头部进行前、后、左、右点头动作。然后逆时针旋转头部，再顺时针旋转头部。

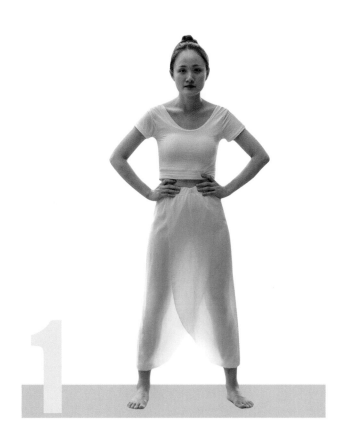

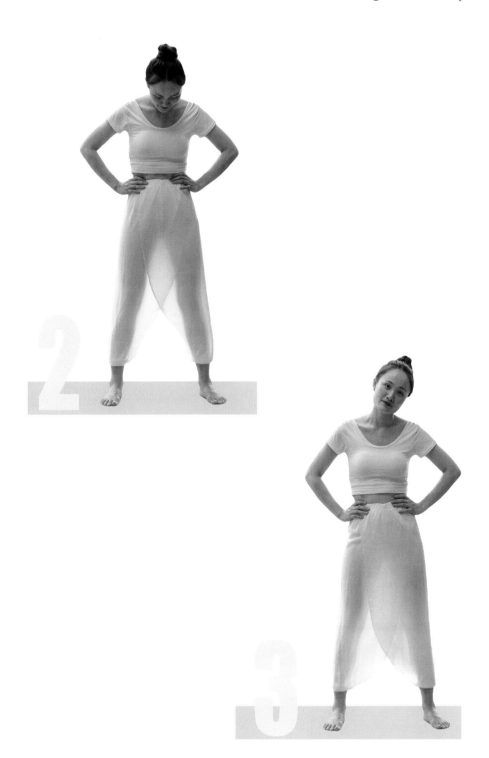

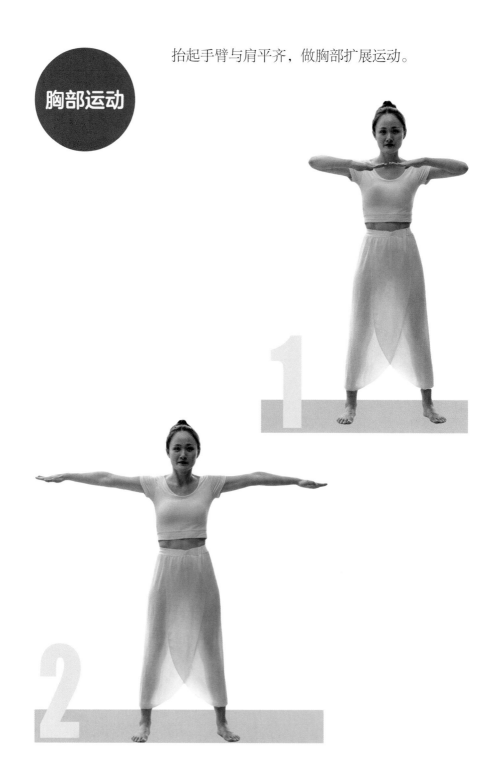

胸部运动

抬起手臂与肩平齐，做胸部扩展运动。

1

2

肩部运动

双臂一上一下，做前后运动，左右手交替进行。

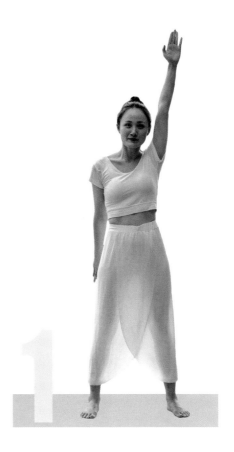

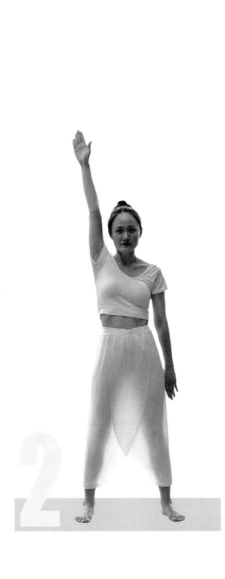

双手叉腰，向左旋转腰臀部，再向右旋转腰臀部。

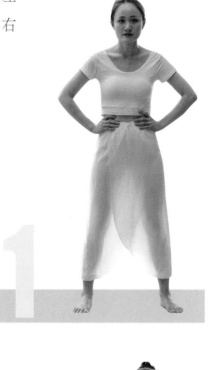

1

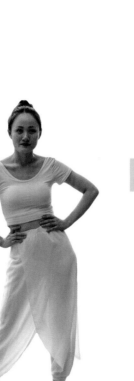

2

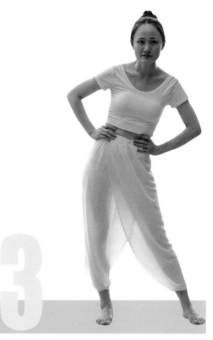

3

臀部、腿部运动

● 早安式

双脚自然分开，与肩同宽，身体直立，双手放在耳朵两侧，背部挺直，向下弯腰。

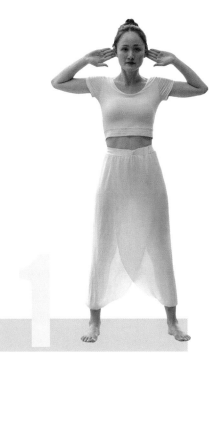

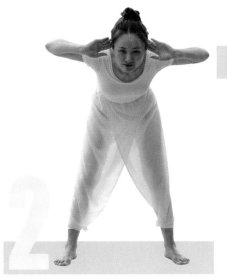

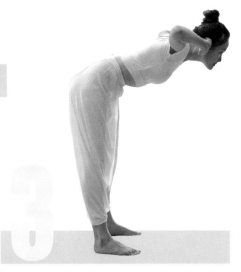

● 侧身弓步

大腿分开一前一后，双手放在膝盖上，弓步下压时膝盖尽量不要超过脚尖。换另一侧重复此动作。

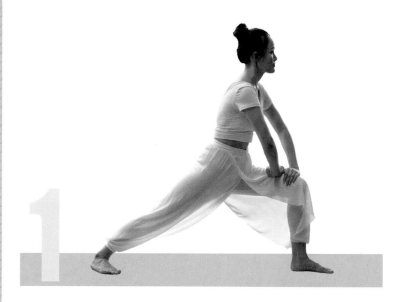

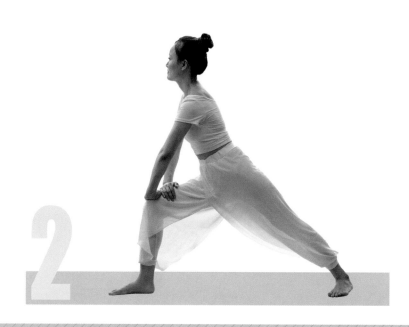

原地踏步，双手自然摆动。

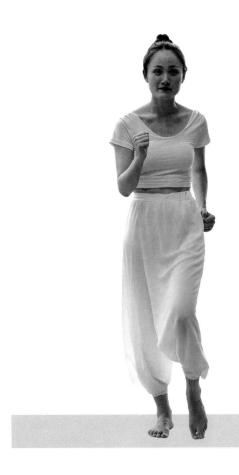

二、分娩球运动

全身运动

● **左右平举瑜伽球**

双脚自然分开，与肩同宽，手持瑜伽球，左右平举瑜伽球，向左转动腰部，保持手臂伸直抱球，再向右转动腰部。

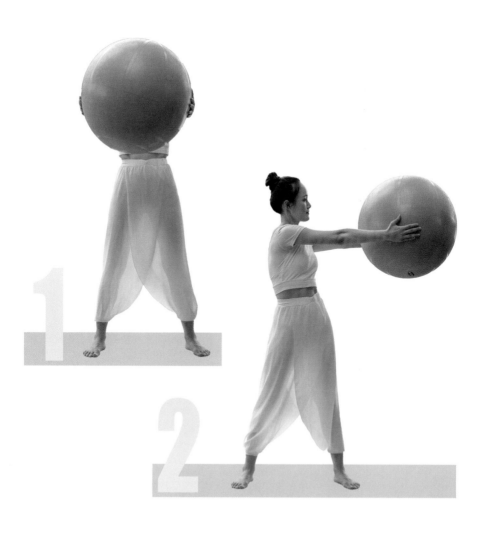

● 上举左右旋转瑜伽球

上举瑜伽球，向左转动腰部，保持手臂伸直抱球，再向右转动腰部。

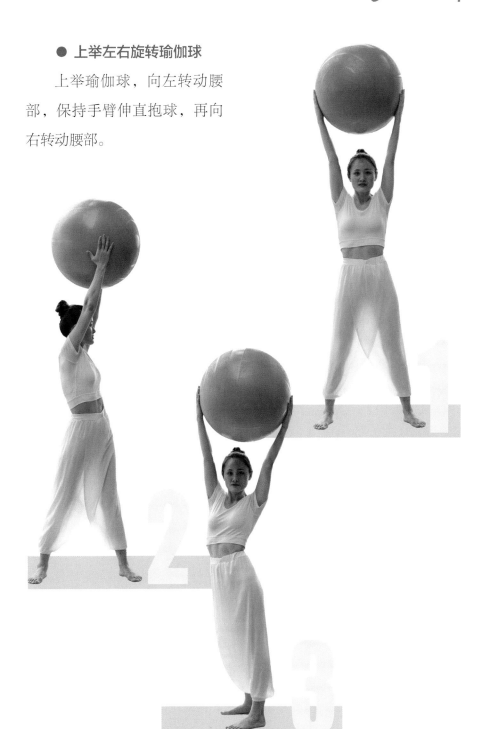

● 左右上举瑜伽球

手持瑜伽球，先屈膝，再向左转动腰部，并上举瑜伽球。回到正中，屈膝，再向右转动腰部，并上举瑜伽球。

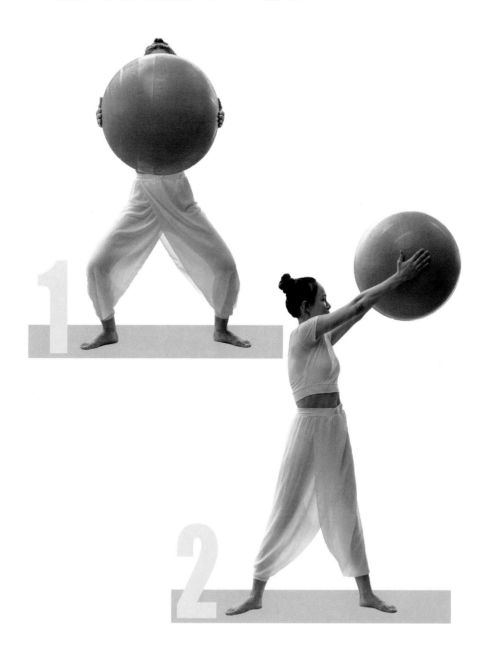

腰部、背部、臀部运动

● 坐球腰部运动

坐在瑜伽球上，双腿自然分开，双手水平伸直，左右延展，先向右，再向左。

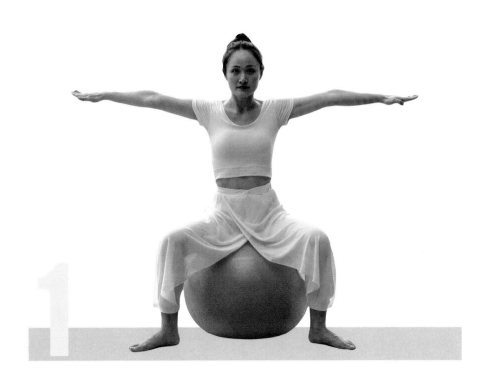

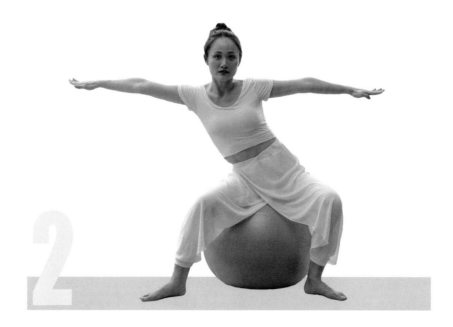

2

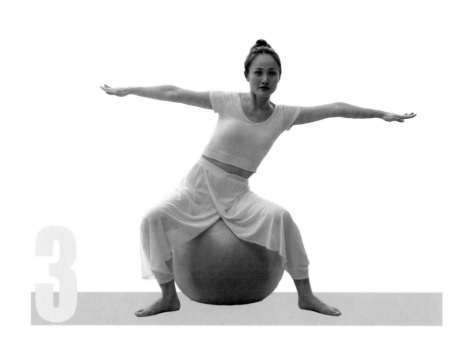

3

身体回到正中，背部挺直，双手水平伸直，左右侧下压手臂。先向左压，左手掌着地，身体回到正中，再向右压，右手掌着地。

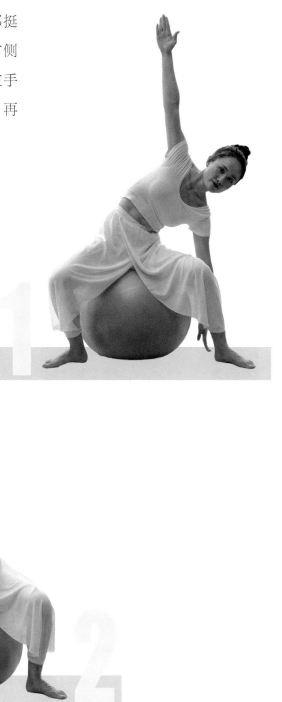

● 坐球骨盆摆动

坐在瑜伽球上，双腿自然分开，双手叉腰，身体放松，上下颠球，幅度适中。

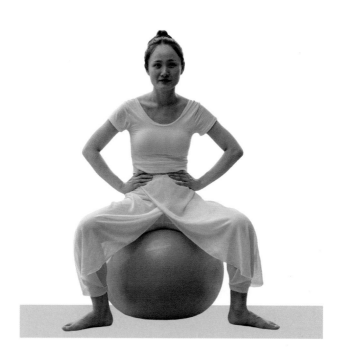

● **左右旋转骨盆**

坐在瑜伽球上，双腿自然分开，双手叉腰，从左至右旋转骨盆，再从右至左旋转骨盆。

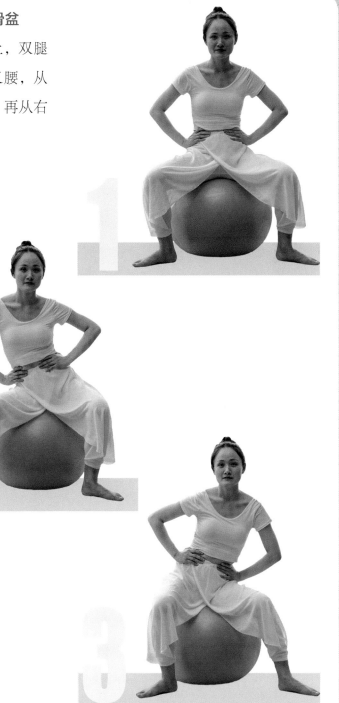

● 8字旋转骨盆

坐在瑜伽球上，双腿自然分开，双手叉腰，8字旋转骨盆。

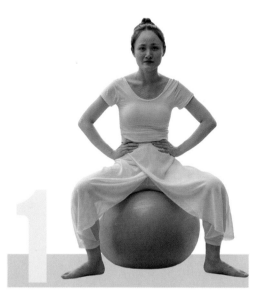

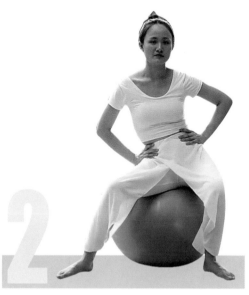

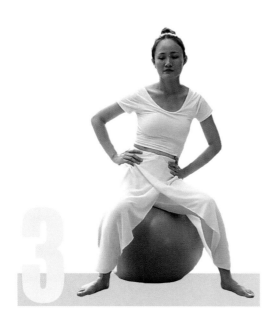

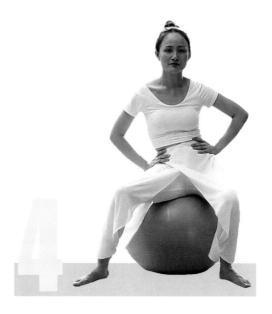

● 跪姿抱球运动

跪坐在瑜伽垫上，双腿打开，手抱瑜伽球，身体放松，自然趴在瑜伽球上，前后滚动瑜伽球。

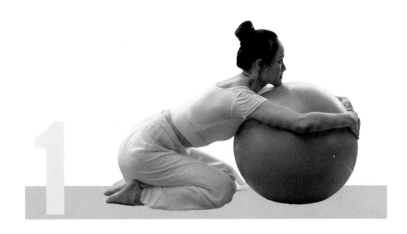

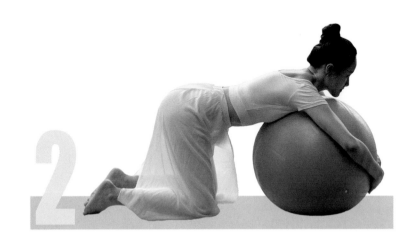

　　身体回到正中，左右旋转瑜伽球。再把瑜伽球向前推，肩背放松、下压，保持深呼吸。

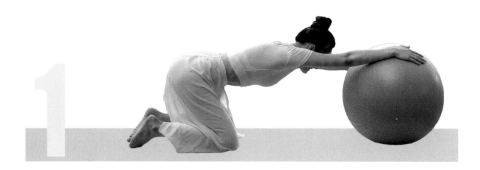

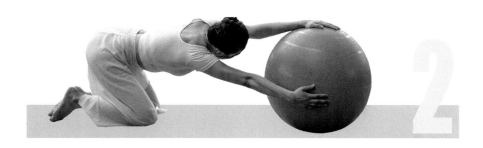

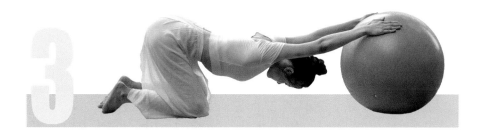

● 靠墙上下滑球

将瑜伽球靠墙用腰部抵住，双脚稍向前站，身体微微向后靠着瑜伽球，双腿分开一个半肩宽，双手叉腰，慢慢下蹲，再起立，上下滑动瑜伽球。膝盖弯曲尽量达到90°，但不要小于90°，膝盖不要超过脚尖。

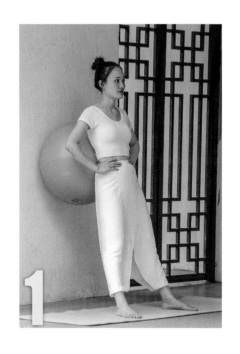

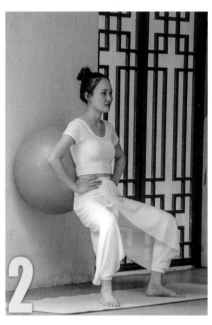

● 靠墙左右滑球

将瑜伽球靠墙用腰部抵住，双脚稍向前站，身体微微向后靠着瑜伽球，双腿分开一个半肩宽，双手叉腰，弯曲左腿，身体靠球向左滑动，再弯曲右腿，身体靠球向右滑动。左右来回滑动瑜伽球，腿部尽量拉伸。

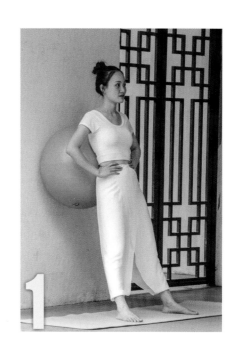

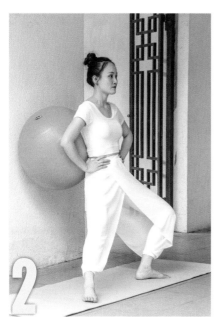

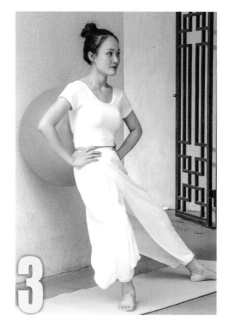

平躺在瑜伽垫上，双手放松置于两侧，将瑜伽球置于左脚下，右脚自然伸直，前后滑动瑜伽球。换右脚重复此动作。

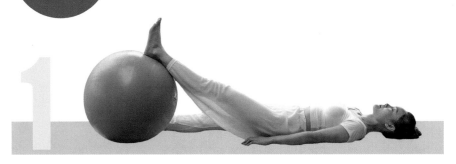

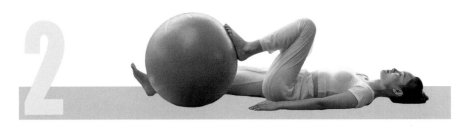

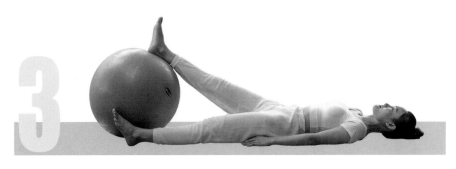

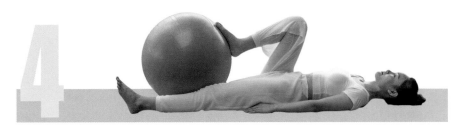

双小腿放在瑜伽球上，脚跟和小腿用力，左右摇摆瑜伽球。

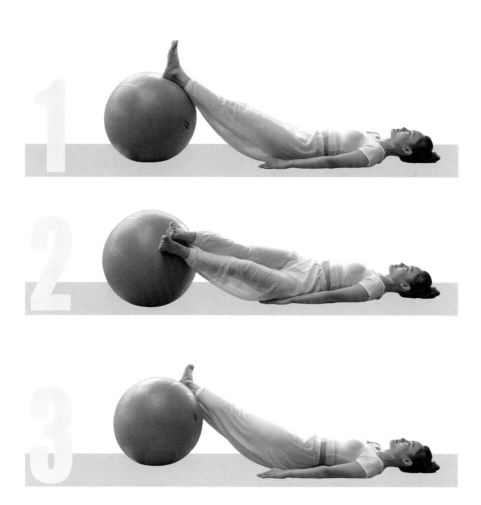

将瑜伽球放在一旁，保持平躺姿势，双肩贴地，右腿伸直，右手协助左腿跨在右腿上方，身体柔韧性好的孕产妇左膝盖尽量贴地，拉伸左侧腰臀部。换另一侧，重复此动作。

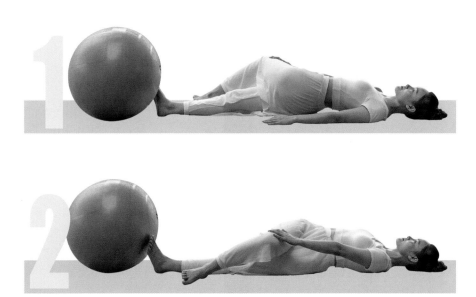

拉伸放松

坐在瑜伽球上，双腿自然分开，双手十指相扣反握向前推，背部向后突出，维持。然后双后置于背后向后、向上推，胸部向前维持。

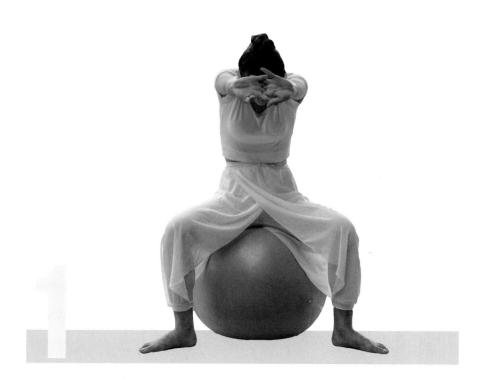

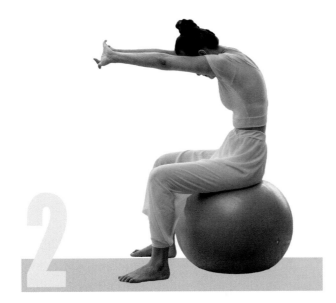

2

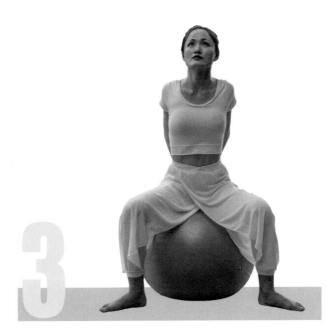

3

右手轻扶头左侧，沉左肩，拉伸左侧斜方肌。换另一侧，重复此动作。

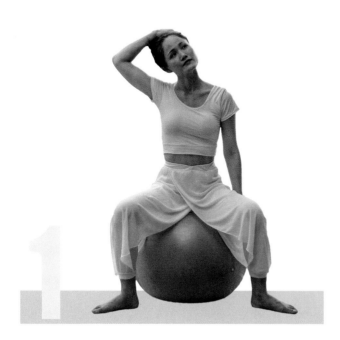

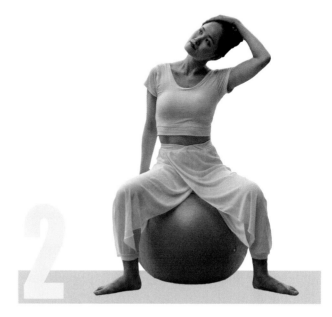

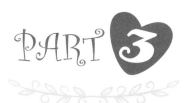

PART 3

动感分娩操

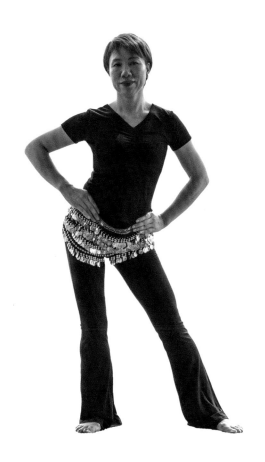

分娩操是针对孕产妇这一特殊群体，进行的科学、安全、合理、有效的一套运动。此套分娩操由围生专家和运动专家结合孕妇的生理变化、胎儿生长发育的要求和孕期特殊性等创编的一套运动，适合围生期练习，并经过临床验证，填补了我国分娩操几乎无临床验证的空白，旨在为临床制定科学、安全、合理的孕期运动提供参考。

此套分娩操跟随音乐进行有节律的安全运动，它优化、丰富孕期运动方式，在孕期能带动孕产妇的情绪，减少孕产妇对分娩的恐惧感，增强孕产妇对分娩的信心，促进家庭和睦。在分娩期能调动产妇主观能动性，积极参与运动，减轻宫缩疼痛，促进胎先露下降及产程进展。分娩操在运动强度方面较孕妇瑜伽和分娩球运动稍大，因此，建议孕妈妈在孕期能循序渐进地进行孕期运动，避免拉伤肌肉和韧带。

● **优点**

1. 控制孕产妇的体重增长及胎儿大小。

2. 维持孕产妇体形，改善心肺功能，缓解孕产妇焦虑不安的情绪。

3. 增强盆底肌功能，改善孕产妇尿失禁。

4. 改善孕产妇腰背部疼痛。

5. 纠正胎位不正，刺激胎儿的新陈代谢与各器官发育，增加顺产率，降低剖宫产率。

6. 减少产后并发症，如产后出血、新生儿窒息、会阴侧切及产后抑郁。

7. 分娩期能缓解宫缩疼痛，促进产程进展。

● **注意事项**

1. 首次进行分娩操运动必须在专业人士评估指导下进行，熟练后建议运动时有家人陪护，保证安全。

2. 必须要有孕期运动基础的孕妈妈才能学习此套运动。

3. 如果运动时发生任何疼痛或不适，要立即停止，请专业人士评估。

4. 移走周围危险的物件，在较为空旷、防滑的地方进行运动，避免阻挡。

5. 穿着宽松、合适的衣物，以及防滑鞋、袜。

6. 运动前进行充分的热身运动。

7. 每次锻炼时要均匀呼吸，保持呼吸的通畅。

8. 每运动一段时间后即时补充水分，少量多次饮水。

9. 避免长时间运动，必要时可以休息。

10. 配合呼吸，放松身体。

● **禁忌证**

1. 母亲因素：宫颈机能不全、宫颈环扎术后、妊娠期高血压疾病、癫痫、心脏病、限制性肺疾病、病态肥胖、超低体质量、控制较差的甲状腺功能亢进等。

2. 妊娠并发症：前置胎盘、胎盘早剥、多胎妊娠、早产、不稳定胎位（臀位、横位等）、重度贫血、妊娠中晚期持续阴道出血等。

3. 胎儿因素：胎心异常、羊水Ⅲ°污染。

4. 药物使用：使用哌替啶4小时内。

5. 无痛分娩（采用椎管内麻醉）者。

运动前请穿宽松运动服和防滑鞋、袜。特殊情况者，请专业人士评估后再进行相关运动。

一、热身运动

头部运动

● **前后点头运动**

双手叉腰，前后点头，1个节拍1个动作，做1个
8拍。

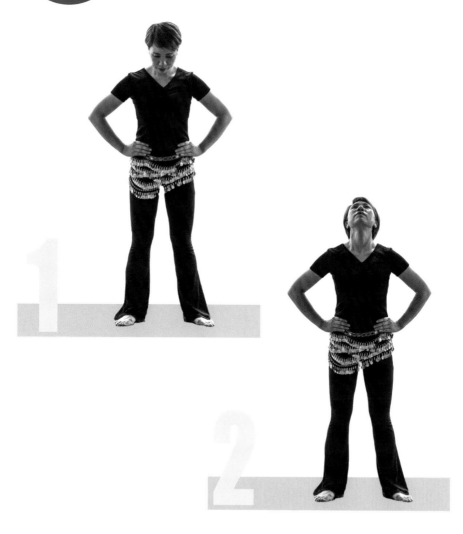

● **左右点头运动**

双脚自然分开，与肩同宽。双手叉腰，左右点头。

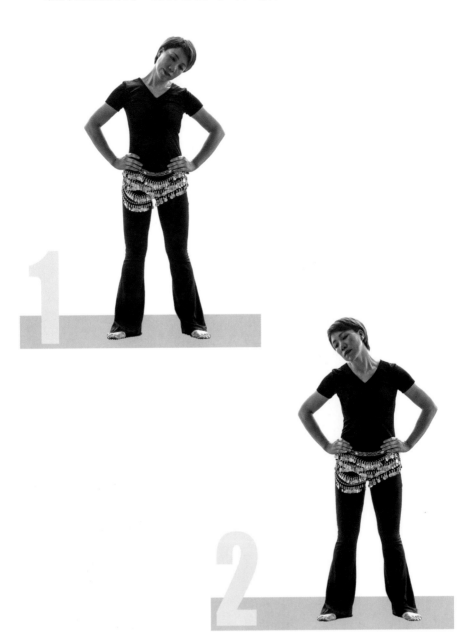

● **头部旋转运动**

双脚自然分开，与肩同宽。双手叉腰，头部做旋转运动。

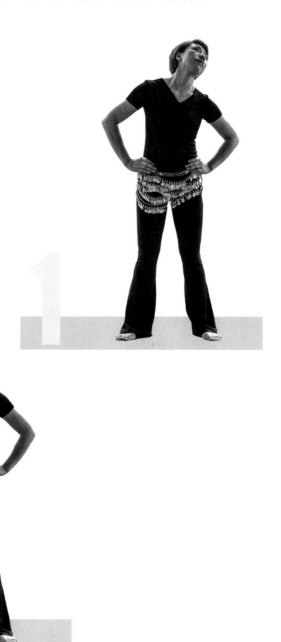

肩部运动

● 肩关节运动

双手自然搭在双肩上，手肘先向前做画圈动作，再向后做画圈动作。

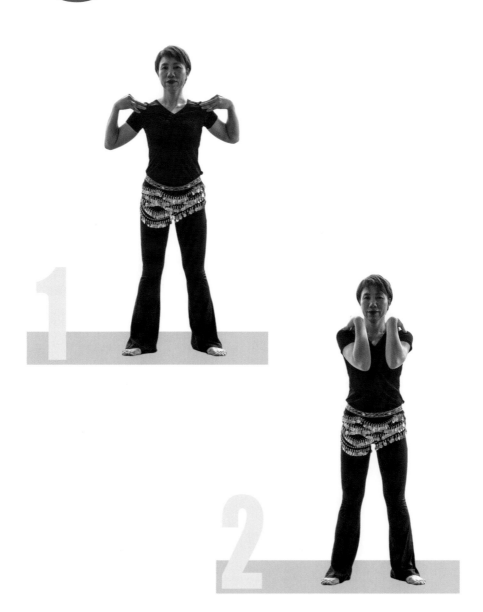

● 双手扩胸运动

双手握拳放在胸前，手肘向外做扩胸动作2次，然后手臂伸直外展做扩胸动作2次。

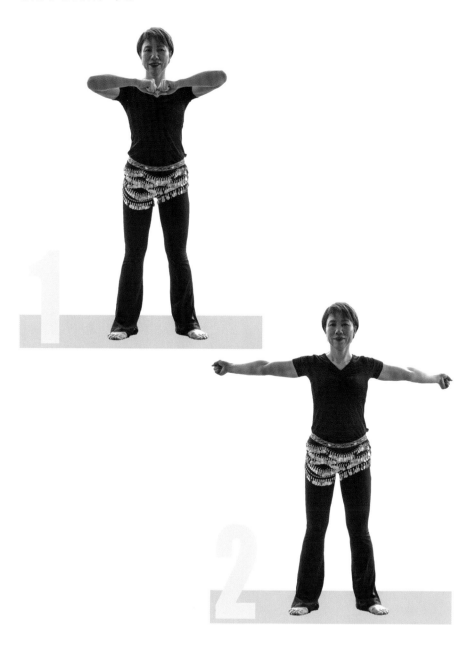

● 骨盆前后运动

双手叉腰，双脚打开，与肩同宽，身体下蹲，膝关节稍弯曲。骨盆先向前摆动，停顿2个节拍，再向后摆动，停顿2个节拍，连续4次。接着进行骨盆前后连续运动。

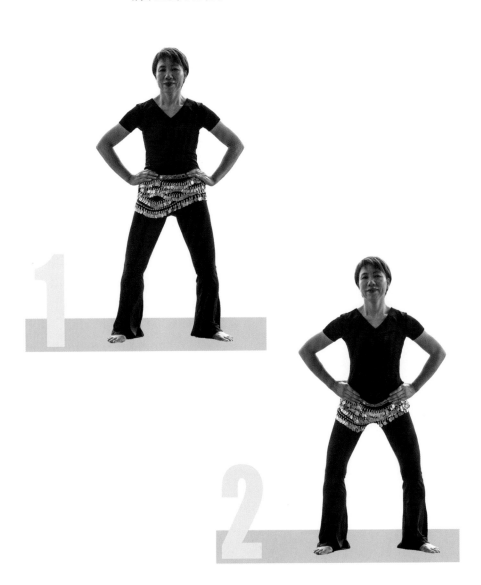

● 骨盆左右运动

双手叉腰，双脚打开，与肩同宽，身体下蹲，膝关节稍弯曲。骨盆先向左摆动，停顿2个节拍，再向右摆动，停顿2个节拍，连续4次。接着进行骨盆前后连续运动。

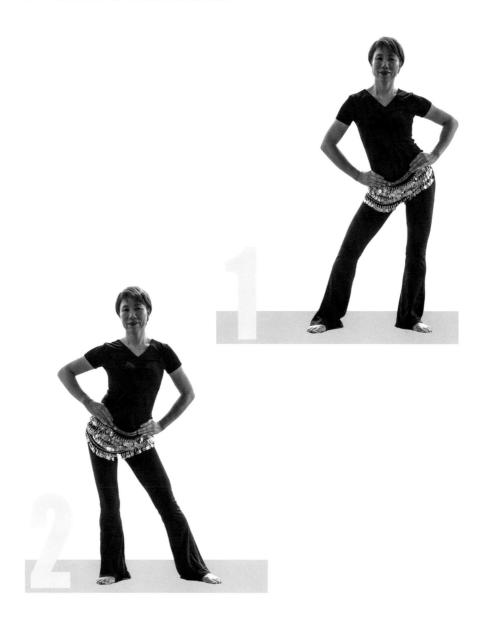

　　双脚靠拢，身体下蹲，膝关节稍弯曲，双手放在膝关节上方，膝关节先顺时针旋转4圈，再逆时针旋转4圈。

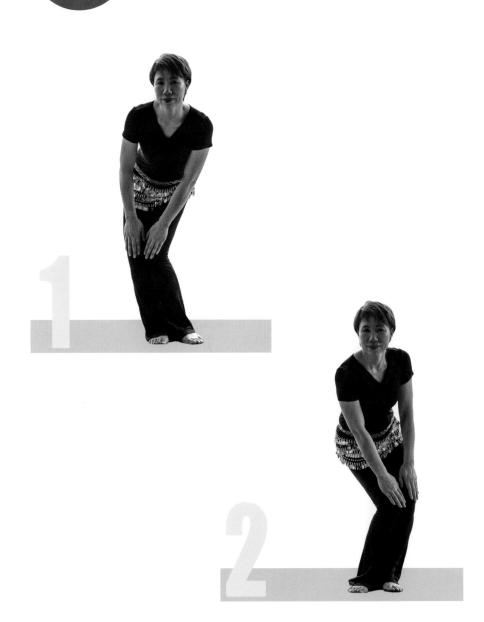

二、分娩操运动

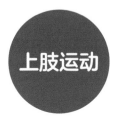

双脚打开，与肩同宽，双手向前平举，手做点赞状。左手不动，右手尽量向后打开180°，眼睛跟着右手移动，然后还原，换左手进行此动作。

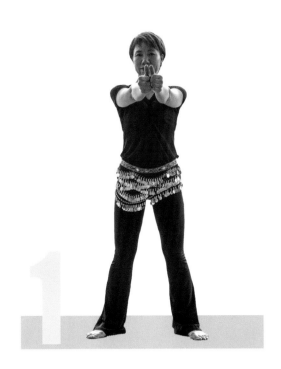

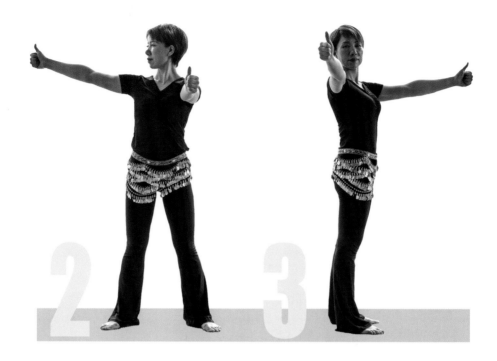

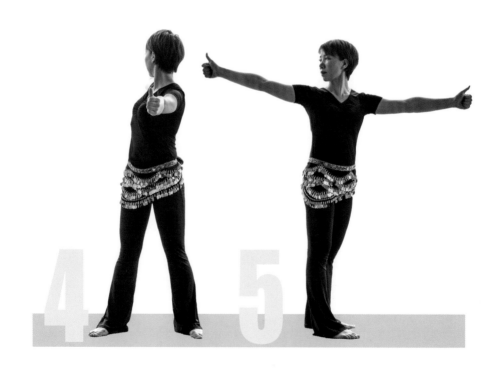

伸展运动

双脚打开，与肩同宽，双手平举，与肩同高，手掌向下。双下肢不动，肩膀带动身体向左右摆动。

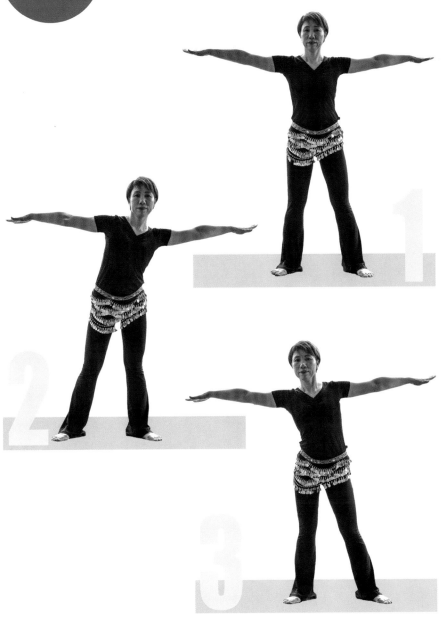

双脚打开，与肩同宽，双手平举，与肩同高，手掌向下。两手臂呈180°向左，侧压，左手高度与左膝关节同一水平；再向右，侧压，重复动作。

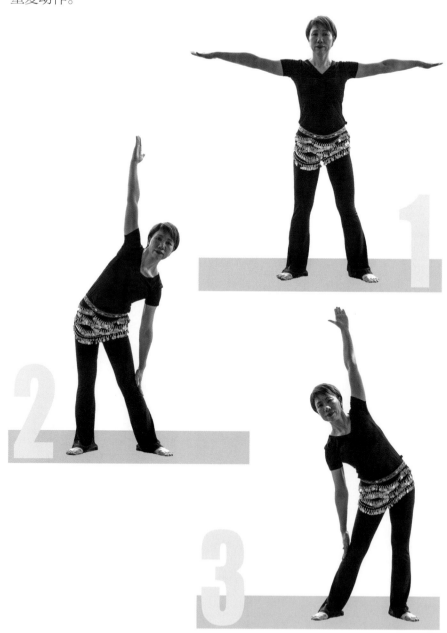

骨盆运动

双脚打开，与肩同宽，双手叉腰，身体下蹲，膝关节稍弯曲，骨盆连续左右摇摆。

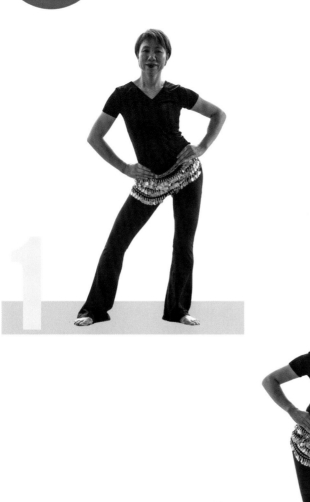

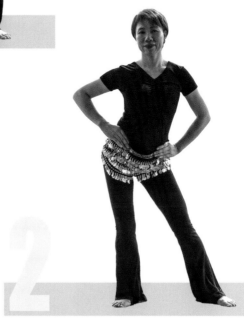

双脚打开，与肩同宽，双手叉腰，身体下蹲，膝关节稍弯曲，骨盆左右点顿，从左向右点顿4次，再从右向左点顿4次。

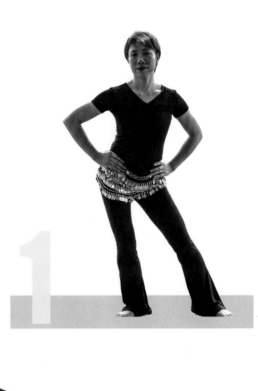

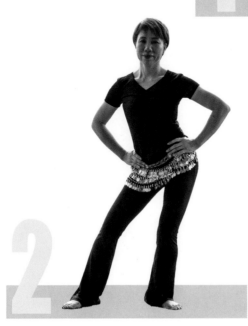

双手叉腰，双脚打开，与肩同宽。骨盆顺时针画圈，再逆时针画圈。

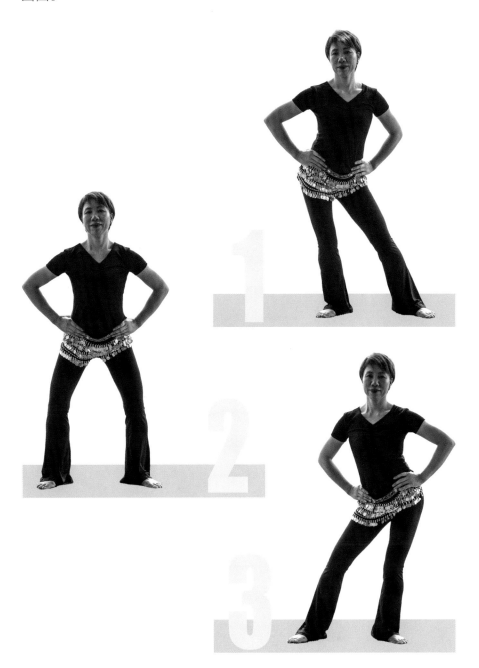

腿部运动

身体直立，双脚打开，与肩同宽，双手平举，手掌向下，身体下蹲时双侧手臂平行内收，双手掌向胸前靠拢；身体再慢慢直立，同时双手慢慢平行外展恢复到原姿势。

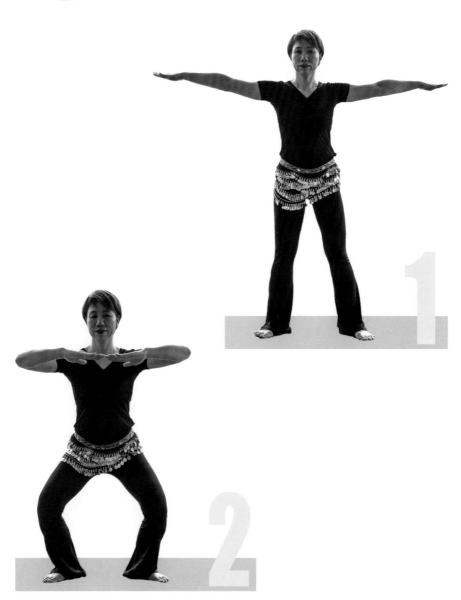

膝关节运动

身体直立，双脚打开，与肩同宽。双手放在大腿或膝盖上方，左脚向右脚靠拢，膝盖点顿2次，右脚向右踏出一步，膝盖点顿2次；右脚向左脚靠拢，膝盖点顿2次，左脚向左踏出一步，膝盖点顿2次。

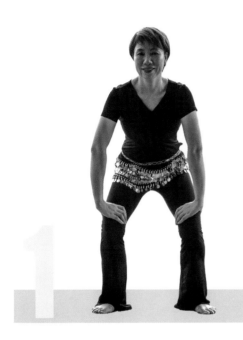

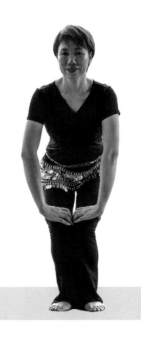

双脚打开，与肩同宽，双手交叉，从下至上画一个圆圈，手向上时吸气，手向下时呼气。

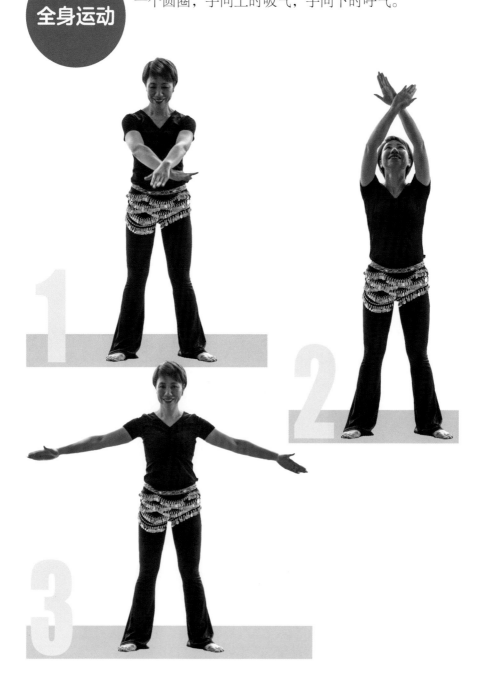

画圈后双手放在下腹部托住
肚子，膝关节弯曲下蹲，做骨盆
左右摇摆动作

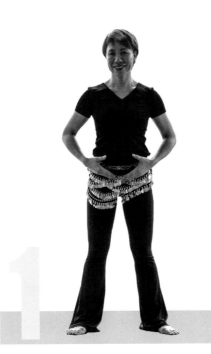

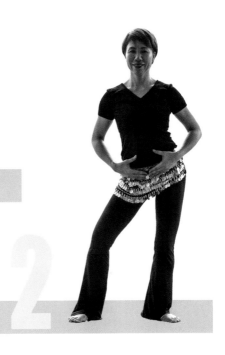

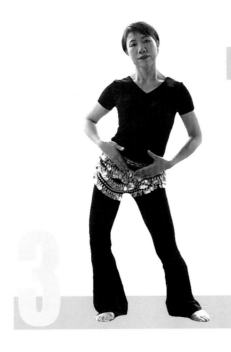

身体直立，双手交叉做画圈动作，双脚踏步。手向上时吸气，向下时呼气。

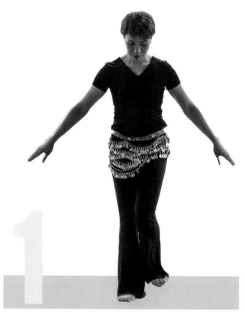

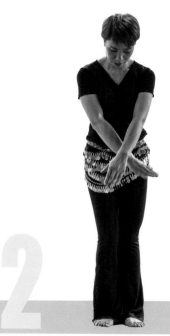

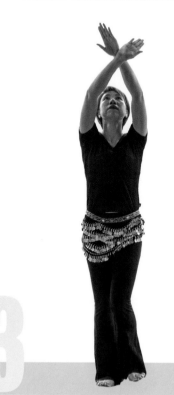

三、拉伸运动

身体直立，双脚打开，与肩同宽。将左手向右平举，右手肘部弯曲将左手压向身体，定住5秒。右手掌握住左手肘关节再将左手屈起放在头部后面，右手稍用力拉伸左手。反方向做相同动作。

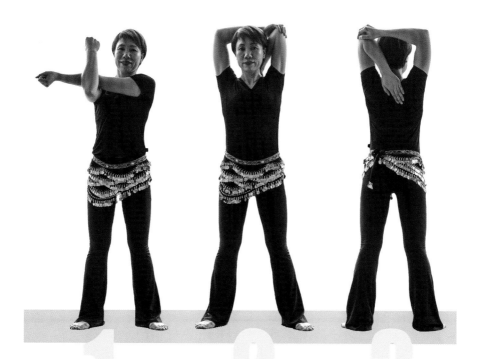

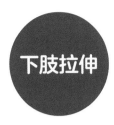

下肢拉伸

坐在瑜伽垫上，双脚自然伸直并拢，上身稍向后，双手放在身体两侧稍后方支撑上身。一人位于孕妇脚掌后，双手掌将孕妇双脚掌用力向上身方向推压，持续5秒然后放松。重复压4~5次。

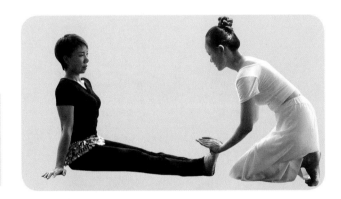

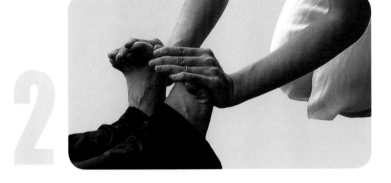

此动作也可用于缓解腿脚抽筋。

背部拉伸及按摩

孕妇跪在瑜伽垫上，双膝打开，与肩同宽。上身俯趴，双手向前伸展，手掌向下放在瑜伽垫上。一人站于孕妇臀后，双手掌放在孕妇髋部两侧稍用力挤压，持续5秒，重复4次。

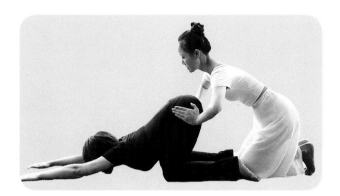

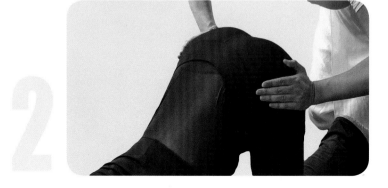

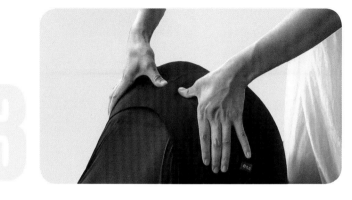

双手拇指在孕妇腰骶部做环形按摩，然后双手在产妇后背做全背按摩，指导孕妇配合呼吸，向肩胛骨方向上推时吸气，从肩胛骨向下推至腰骶部时呼气。

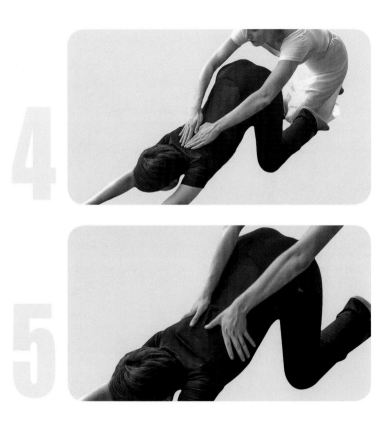

此动作仅限于分娩时使用。

参 考 文 献

［1］ 顾优飞，王海娜. 妊娠期糖尿病和孕期肥胖的风险关系分析［J］. 中国妇幼健康研究，2018，29（9）：1116-1119.

［2］ 沈晓红. 剖宫产率升高的原因和对策［J］. 常州实用医学，2014，30（2）：88-89.

［3］ 袁华. 全程导乐陪伴分娩对初产妇产后抑郁、焦虑情绪的影响［J］. 中国医科大学学报，2013，42（10）：937-939.

［4］ INSTITUTE OF MEDICINE. Weight gain during pregnancy：reexamining the guidelines［M］. Washington, DC：The National Academies Press, 2009.

［5］ 董玉贞，郑莉彦，刘劲松，等. 沈阳地区孕妇产前情绪状态的调查研究［J］. 中国健康心理学杂志，2008（04）：444-446.

［6］ 陈焱，汤月芬，漆琨，等. 孕期和产后焦虑、抑郁的随访及社会心理因素分析［J］. 上海医学，2006（02）：85-88.

［7］ BENNETT H A, EINARSON A, TADDIO A, et al. Prevalence of depression during pregnancy：systematic review［J］. Obstetrics and Gynecology, 2004, 103（4）：698-709.

［8］ 沈文捷，张小勤，郑菊香. 245例孕妇产前抑郁及焦虑状况

的调查与分析［J］. 广东医学院学报，2009（03）：272-273.

[9]　施慎逊，汤月芬，程利南，等. 上海市孕产妇焦虑、抑郁症状发生率及相关危险因素［J］. 中国心理卫生杂志，2007（04）：254-258.

[10]　ALDER J, FINK N, BITZER J, et al. Depression and anxiety during pregnancy：a risk factorfor obstetric, fetal and neonatal outcome? A critical review of the literature［J］. The Journal of Maternal-fetal & Neonatal Medicine, 2007, 20（3）：189-209.

[11]　HALBREICH U. The association between pregnancy processes, preterm delivery, low birth weight, and postpartum depressions-the need for interdisciplinary integration［J］. American Journal of Obstetrics and Gynecology, 2005, 193（4）：1312-1322.

[12]　LUMBIGANON PISAKE, LAOPAIBOON MALINEE, GÜLMEZOGLU A METIN, et al. Method of delivery and pregnancy outcomes in Asia：the WHO global survey on maternal and perinatal health 2007—2008.　［J］. The Lancet, 2010, 375（9713）：59-60.

[13]　丁敏，俞杰，沈红五，等. 综合干预对改善健康孕妇心理状况的作用［J］. 中国实用护理杂志，2008，24（10）：1-4.

[14]　陈轩. 妊娠期运动及其对妊娠期糖尿病的作用［J］. 实用妇产科杂志，2013，29（6）：419-422.

［15］刘清平，勾宝华，肖倩，等. 孕妇妊娠期运动现状调查［J］. 护理研究，2013，27（8）：2469-2470.

［16］刘海棠. 心理疗法与分娩镇痛［J］. 中国实用妇科与产科杂志，2006，16（2）：77.

［17］黄复珍，曹金风，倪敏洁. 孕期焦虑程度及相关因素调查与分析［J］. 杭州医学专科学校学报，2000，1（1）：49-50.

［18］东杰. 妇产科学［M］. 北京：人民卫生出版社，2008：134.

［19］韩璐阳，陈丹青. 孕期运动研究进展［J］. 国际妇产科学杂志，2016，43（5）：556-560.

［20］李营，王妍，杨斯，等. 孕晚期分娩球结合孕期瑜伽锻炼对分娩结局的影响［J］. 中外女性健康研究，2016（15）：21-22.

［21］黎英梅. 孕晚期分娩球运动对临产时胎方位的影响［J］. 护理管理杂志，2018，18（2）：143-145.